JOUR 1

16 janvier

DÉFI

écrire une déclaration

d'amour sur une feuille

JOUR 2

17 janvier

DÉFI
Faire un
massage sensuel

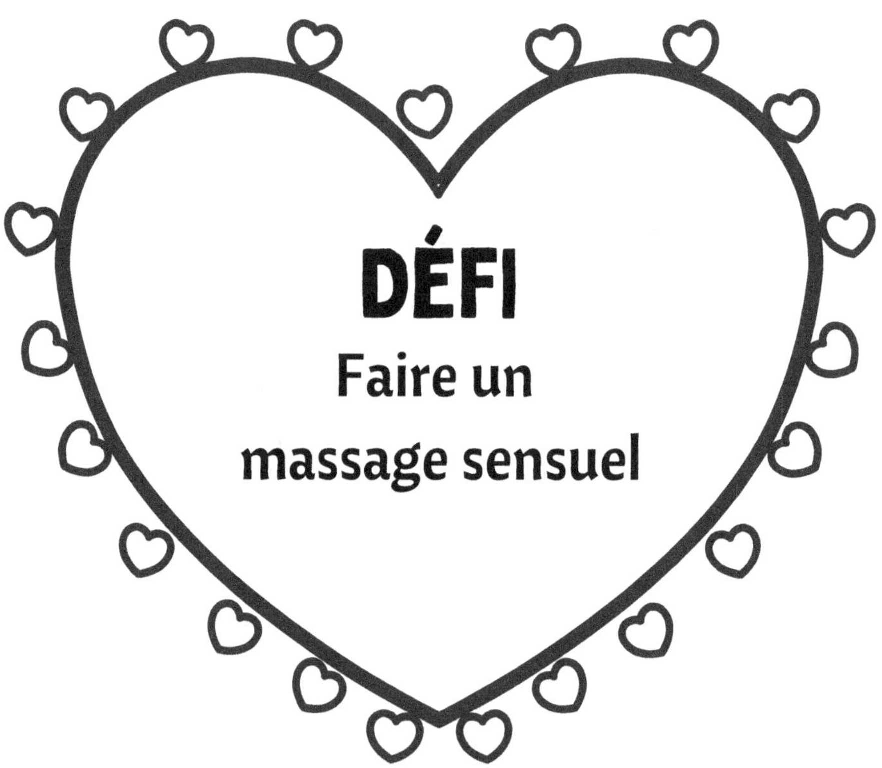

JOUR 3

18 janvier

DÉFI
Faire un
strip-tease

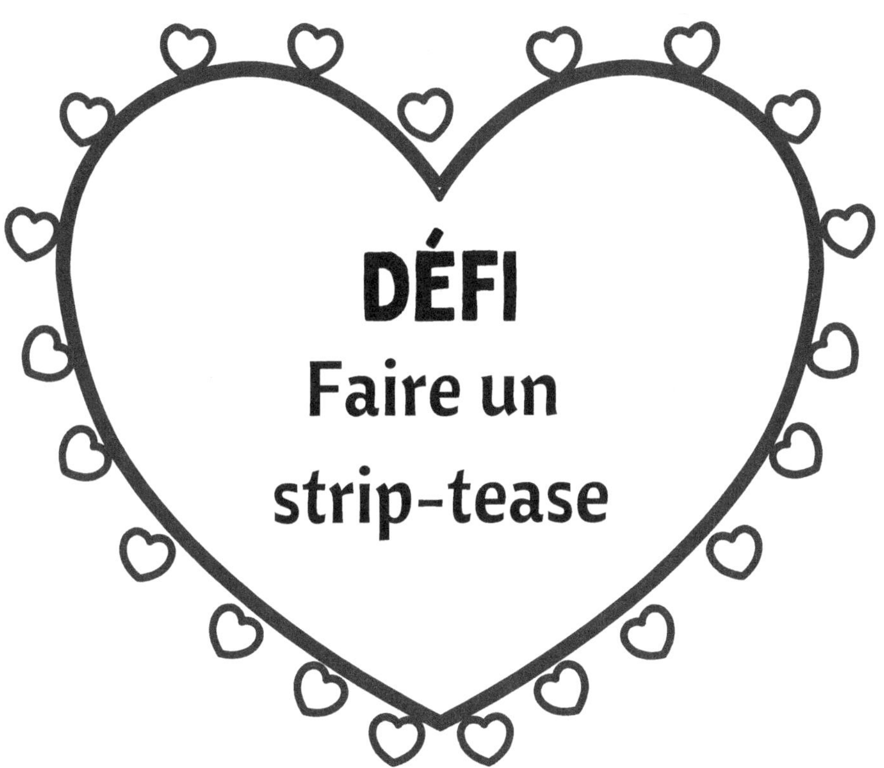

JOUR 4

19 janvier

DÉFI
Ne pas bouger pendant 3min
(Votre partenaire fait ce qu'il veut)

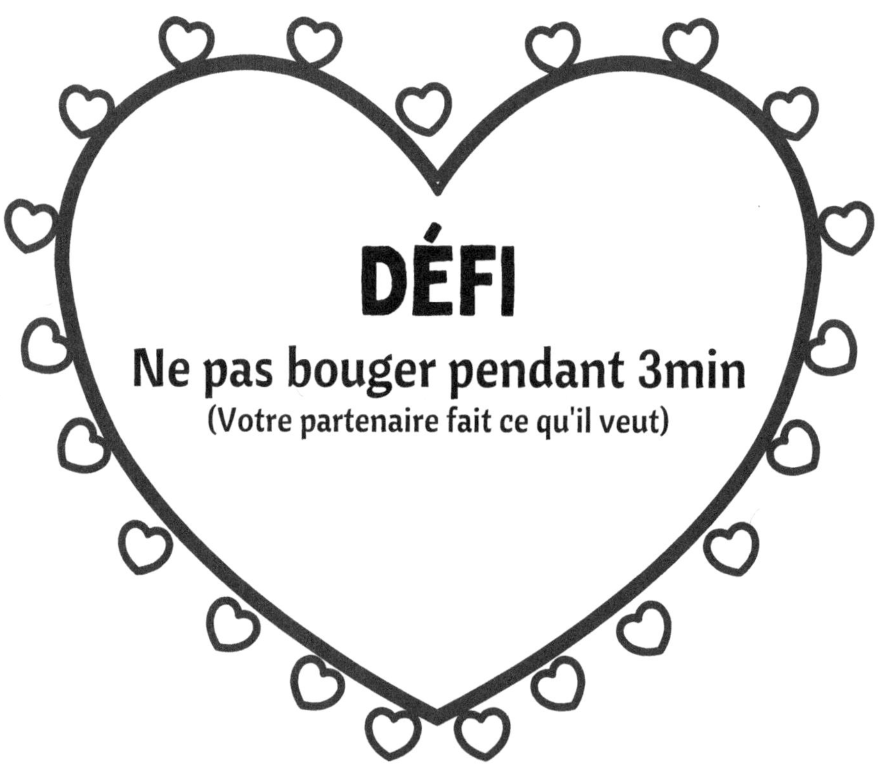

JOUR 5

20 janvier

DÉFI
Faire l'amour
2 fois dans la même journée

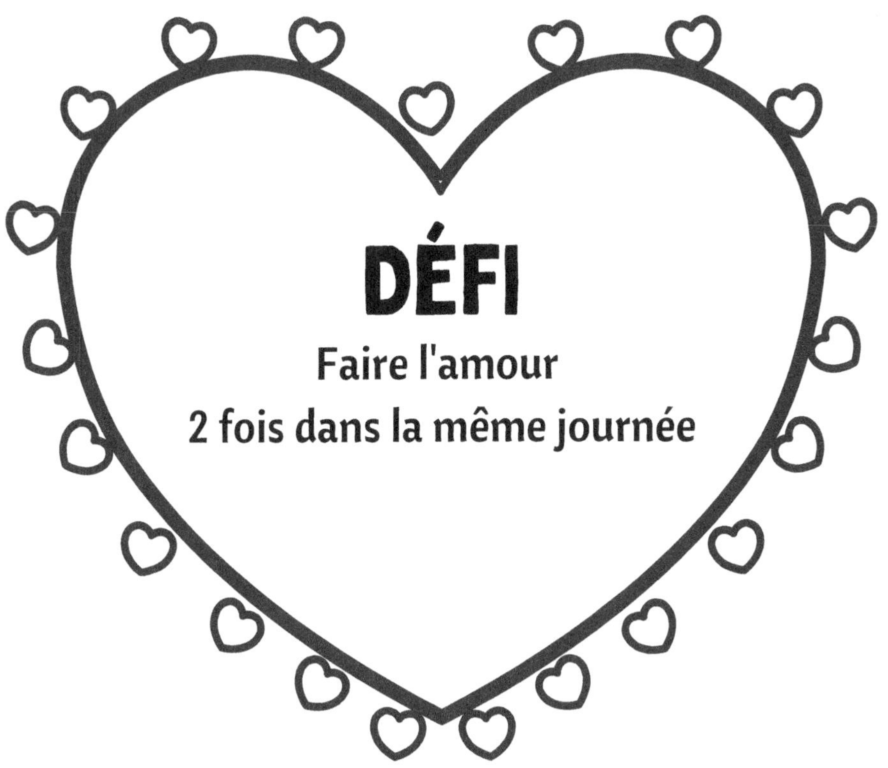

JOUR 6

21 janvier

DÉFI
Faire l'amour
assis sur une chaise

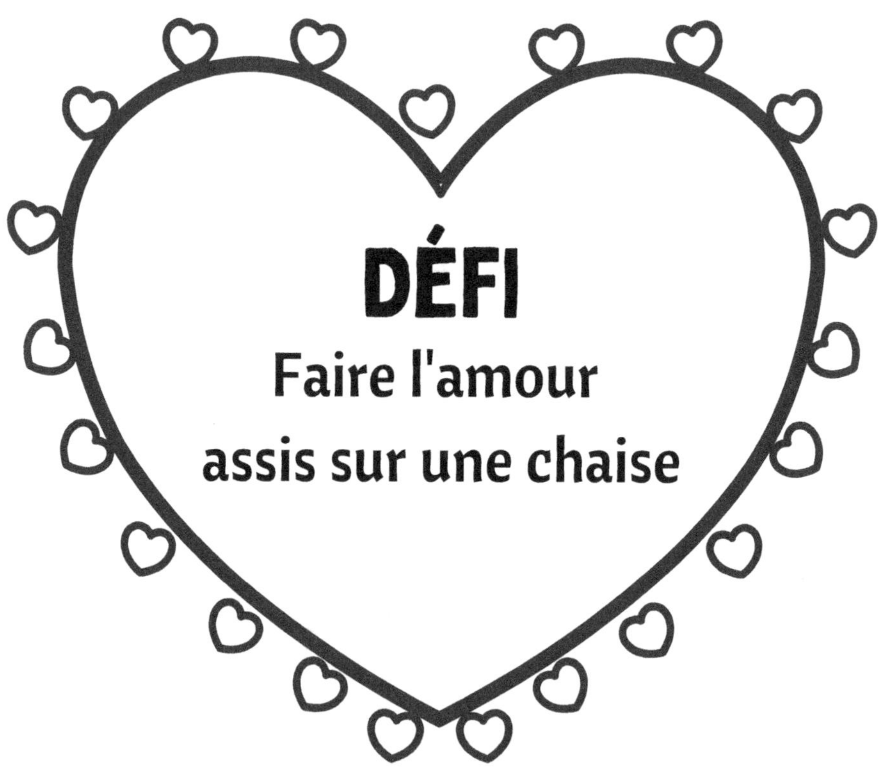

JOUR 7

22 janvier

DÉFI
Uniquement sexe oral !

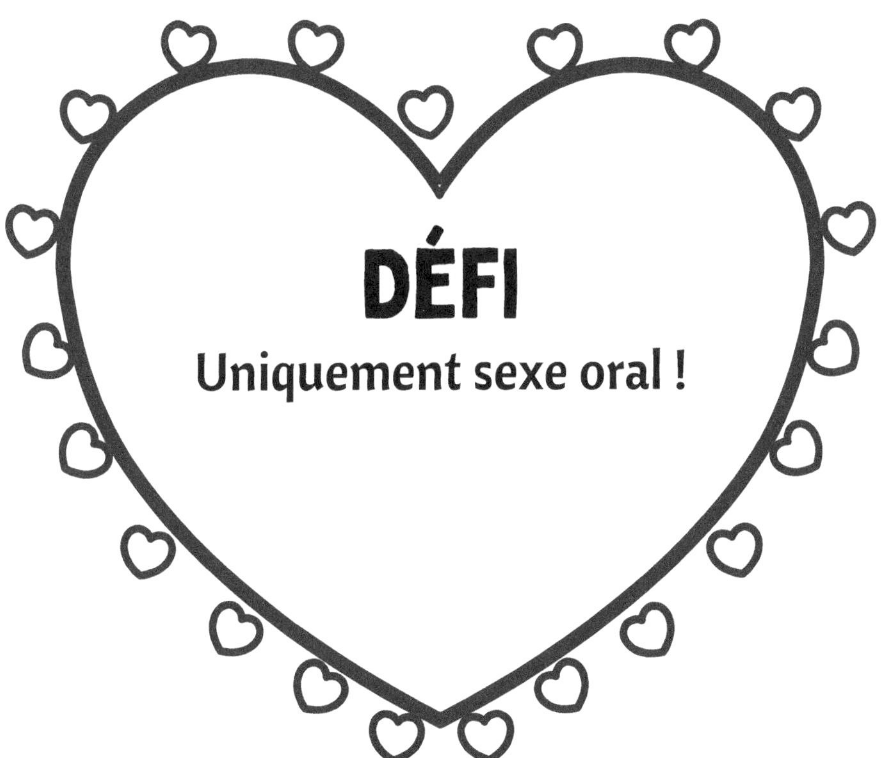

JOUR 8

23 janvier

DÉFI
Regarder un fil
érotique

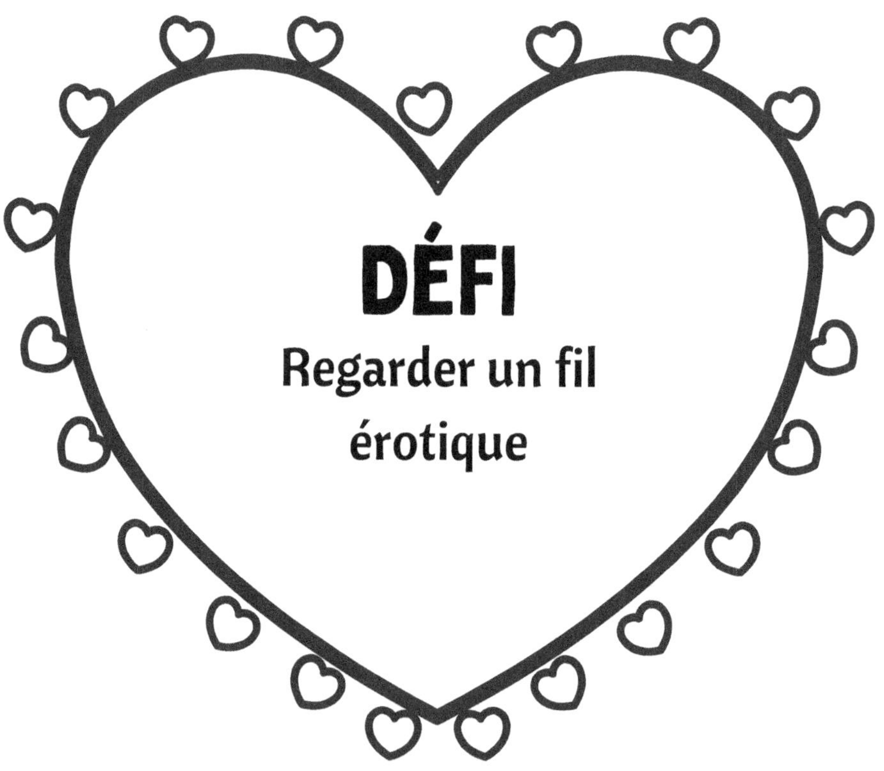

JOUR 9

24 janvier

DÉFI
Dire 3 choses que l'on
aime le plus chez l'autre

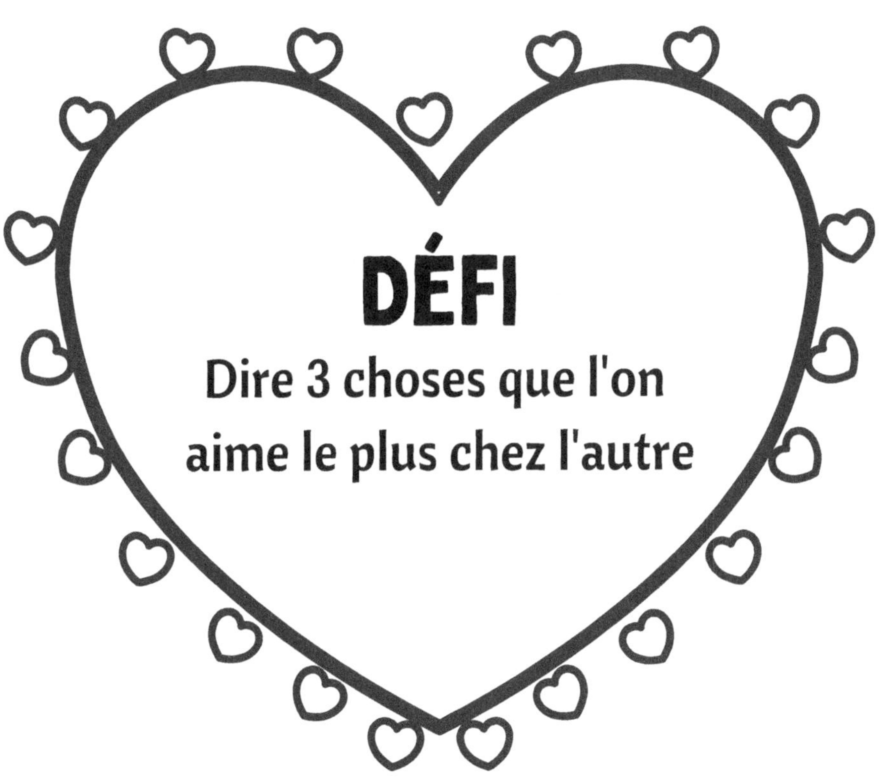

JOUR 10

25 janvier

DÉFI
Laisser ton/ta partenaire
dominer

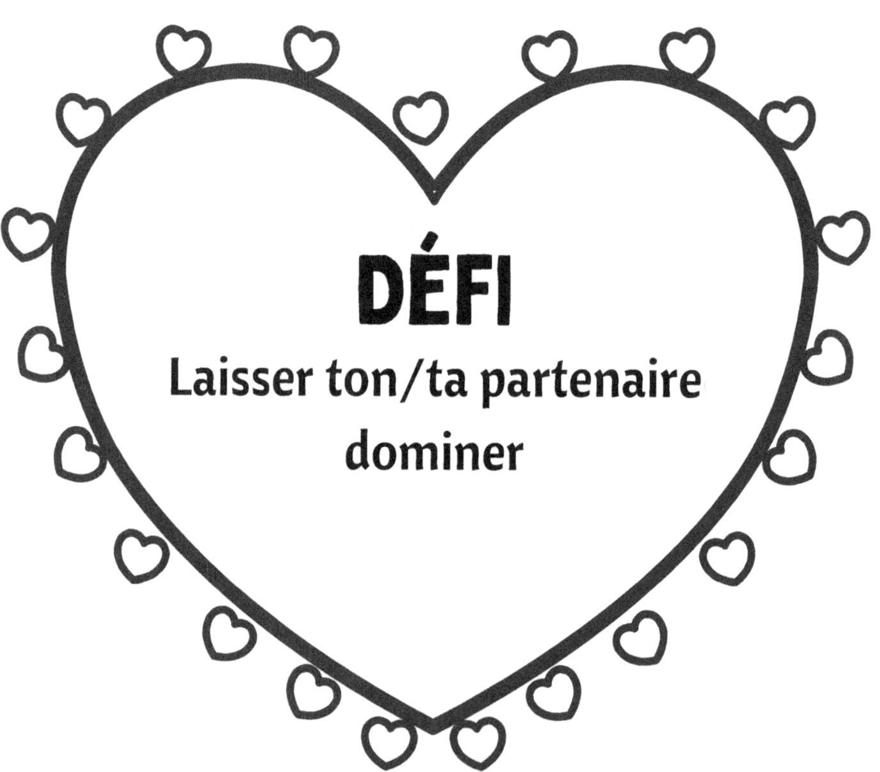

JOUR 11

26 janvier

DÉFI
Faire le petit déjeuner
au lit
(faire le lendemain si c'est trop tard mais tu
t'en sortiras pas comme ça)

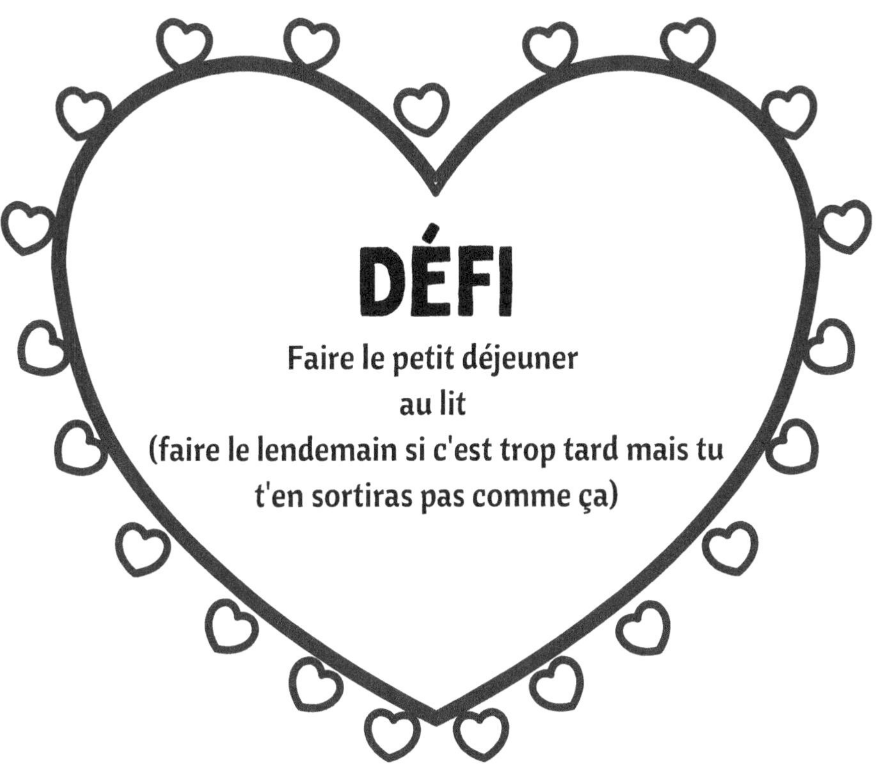

JOUR 12

27 janvier

DÉFI
Pile ou Face !
Pile = vous ne faites pas l'amour
Face = Vous faites l'amour

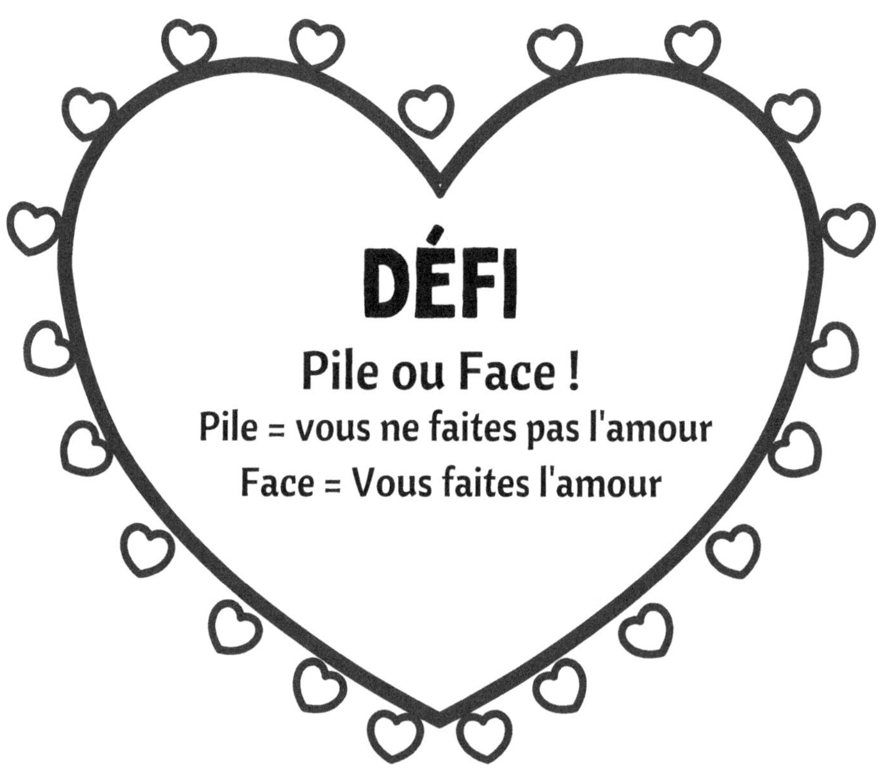

JOUR 13

28 janvier

DÉFI
Faire un bisous
sur la partie du corps que tu
veux

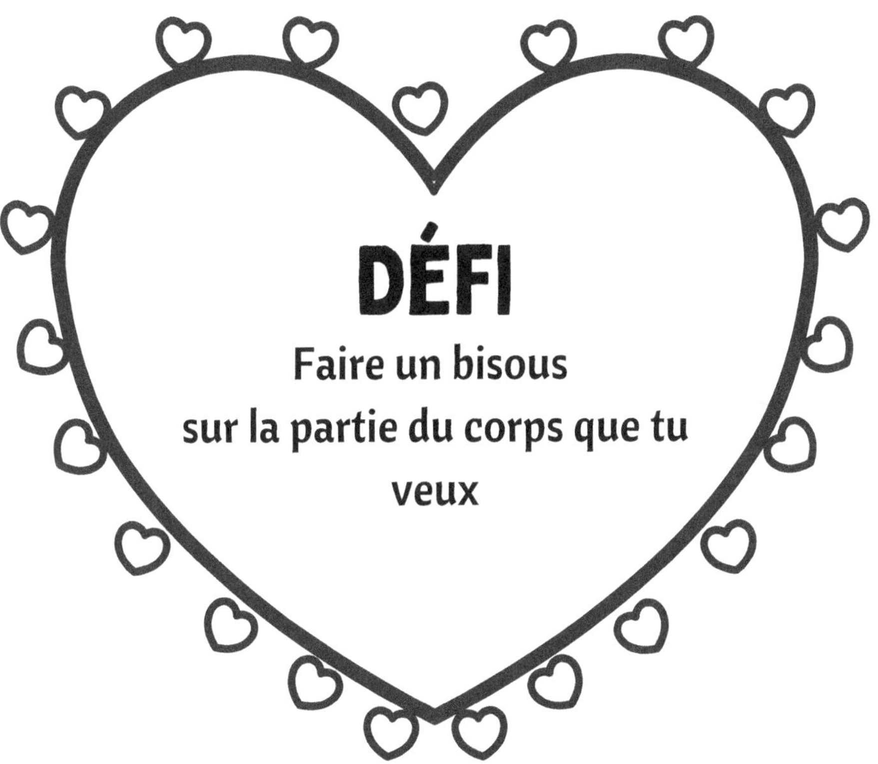

JOUR 14

29 janvier

DÉFI
le jour de paye ! Tu dois payer
un restau à ton/ta partenaire

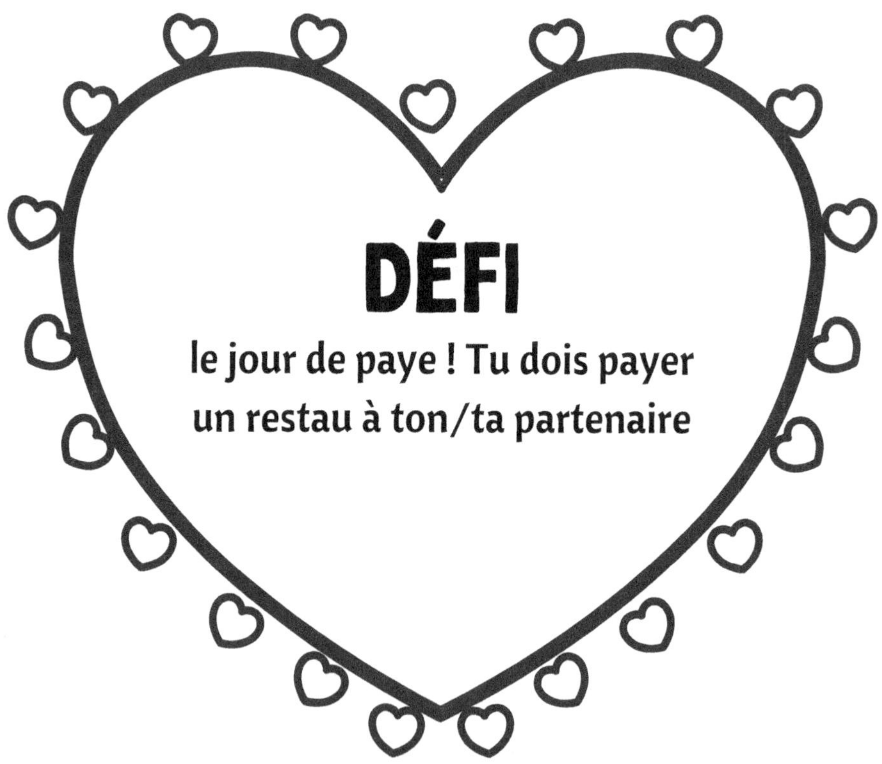

JOUR 15

30 janvier

DÉFI
Se faire attacher les mains

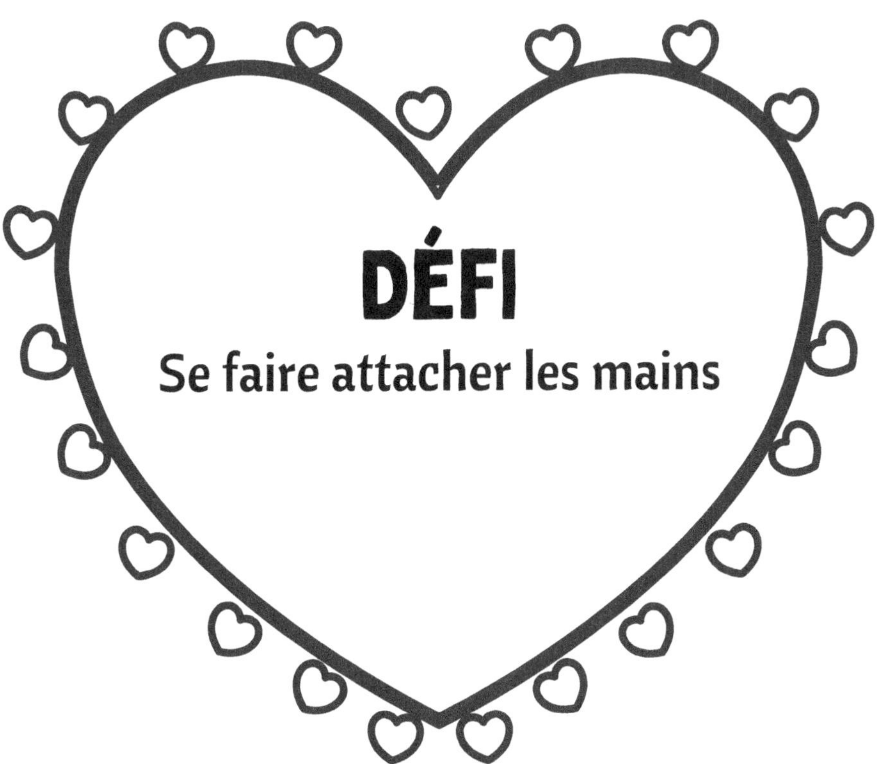

JOUR 16

31 janvier

DÉFI
Se bander les yeux

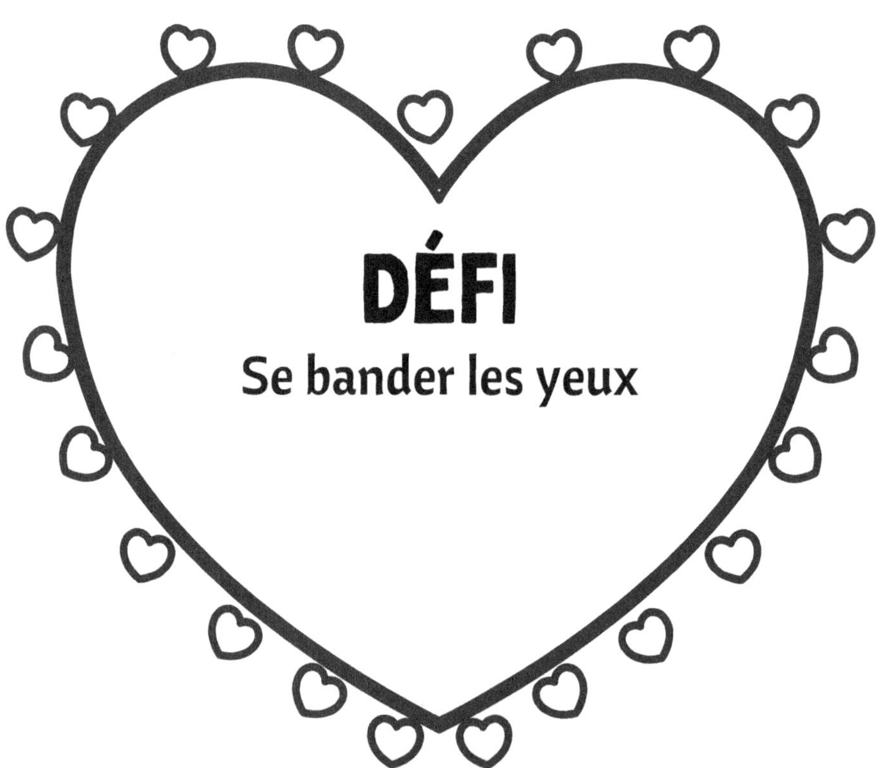

JOUR 17

1er février

DÉFI
Faire un repas romantique

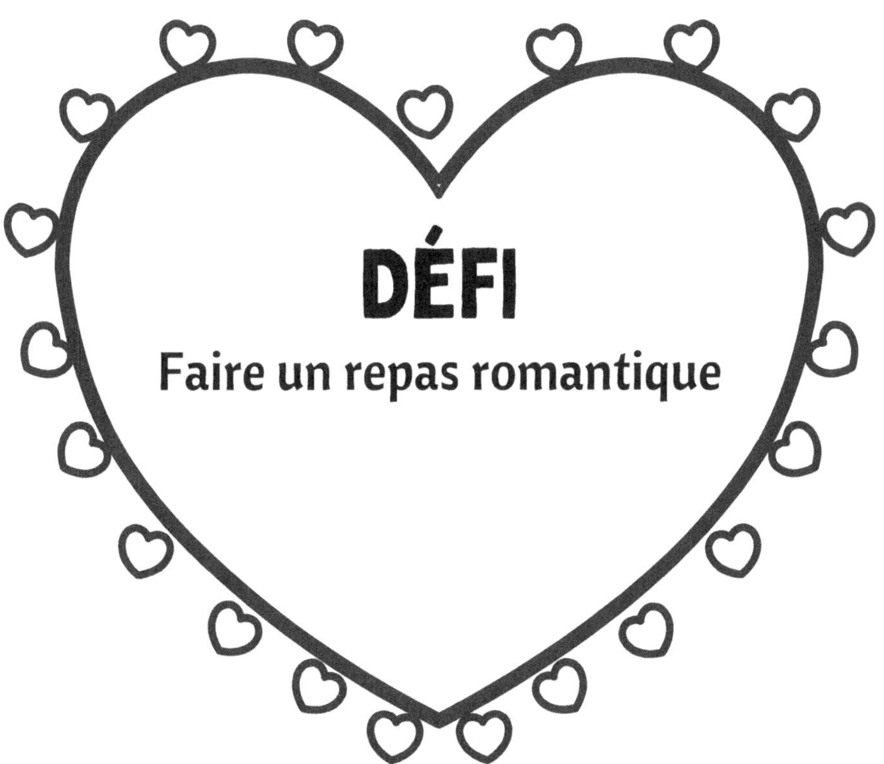

JOUR 18

2 février

DÉFI
Faire l'amour sous
la douche

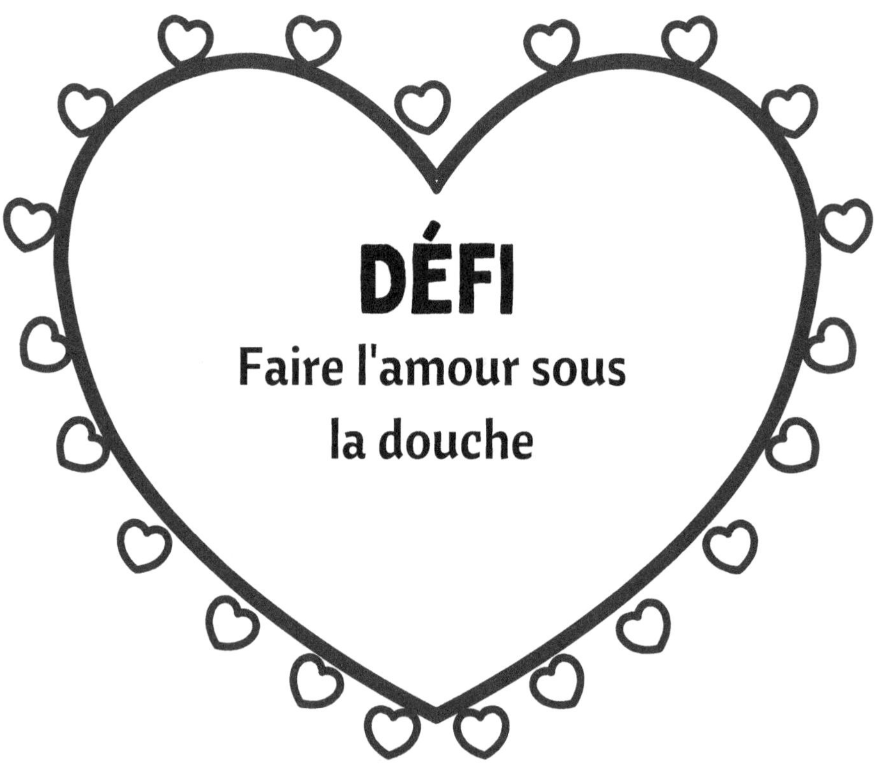

JOUR 19

3 février

DÉFI
Faire une position que vous
voulez (mais uniquement
celle-ci)

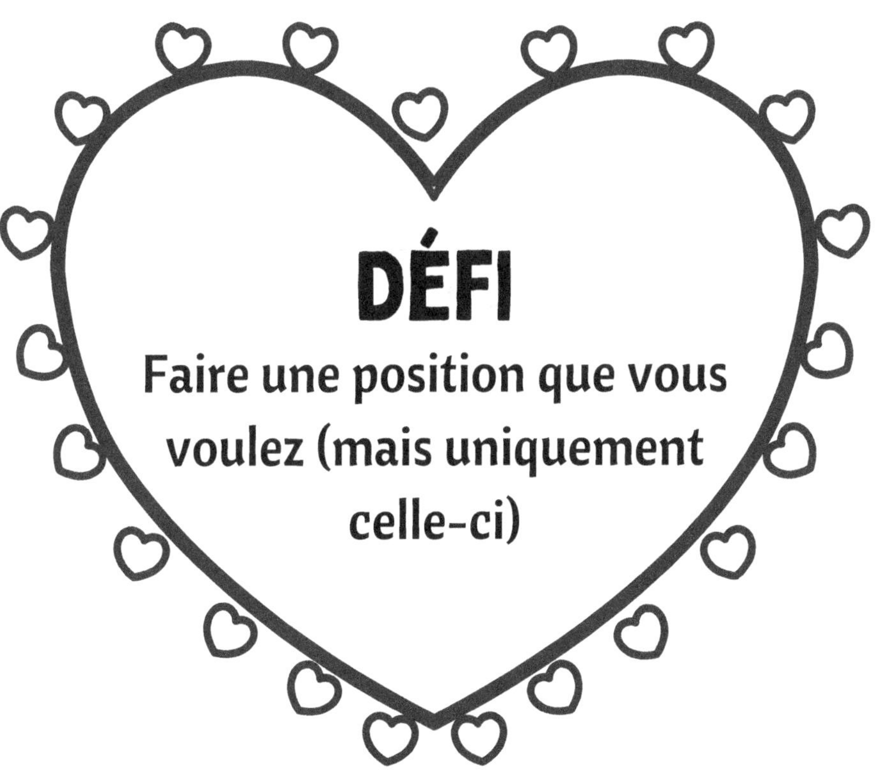

JOUR 20

4 février

DÉFI
S'envoyer 2 sextos dans la
journée

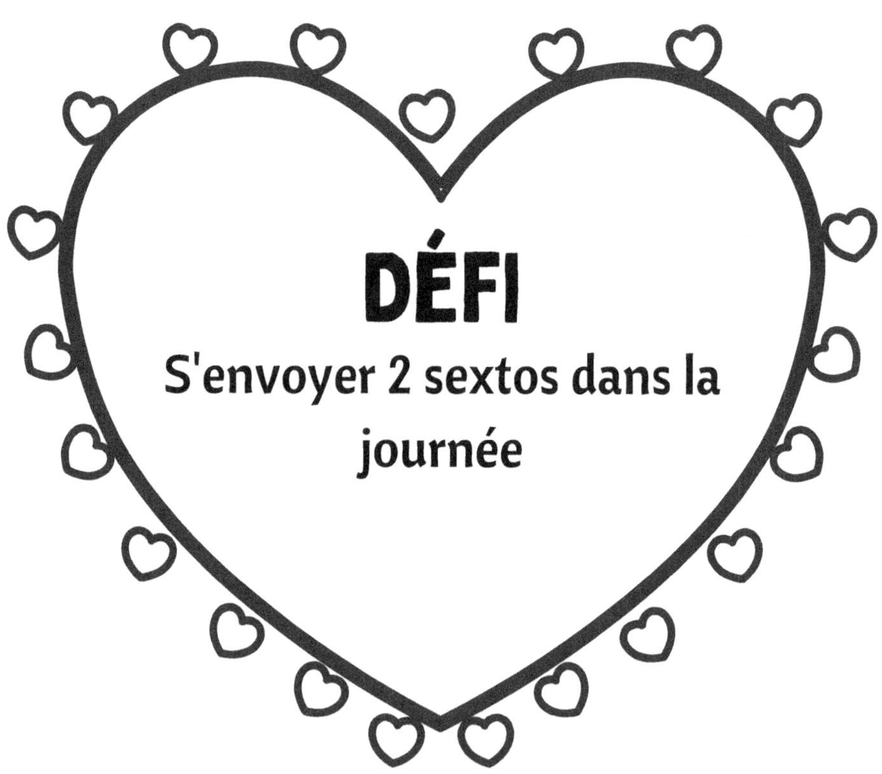

JOUR 21

5 février

DÉFI
Faites uniquement les prélis

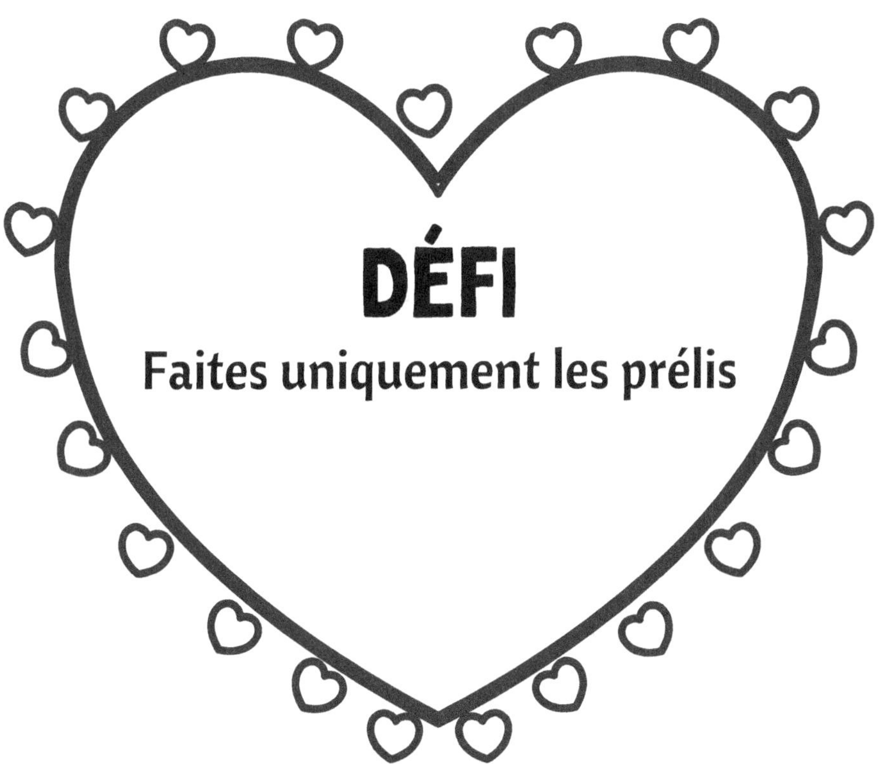

JOUR 22

6 février

DÉFI
Faire l'amour à midi !!

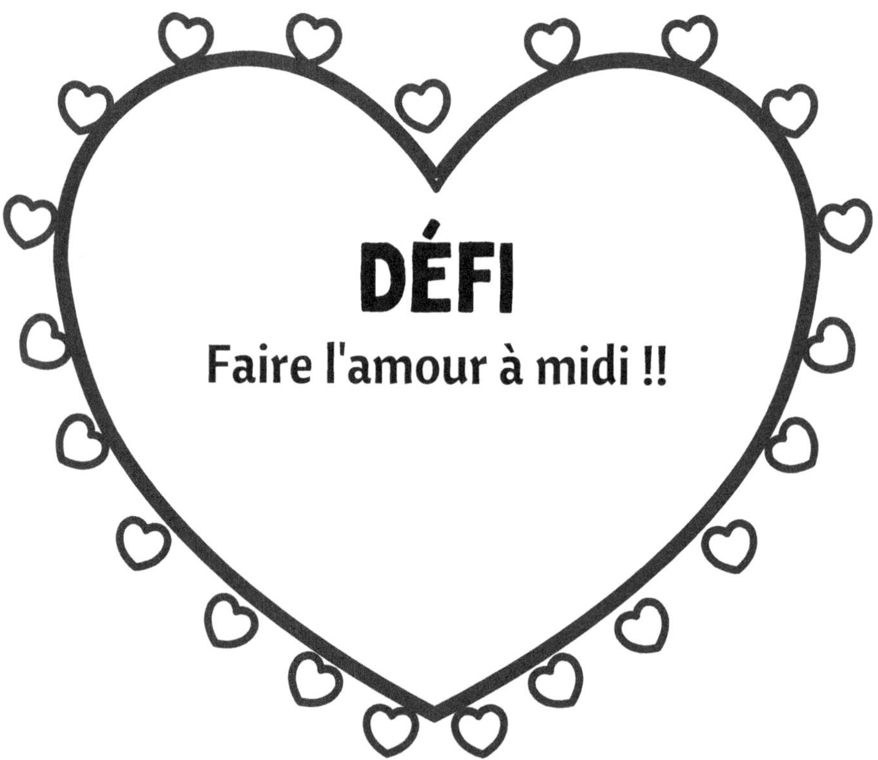

JOUR 23

7 février

DÉFI
Embrasser avec la langue

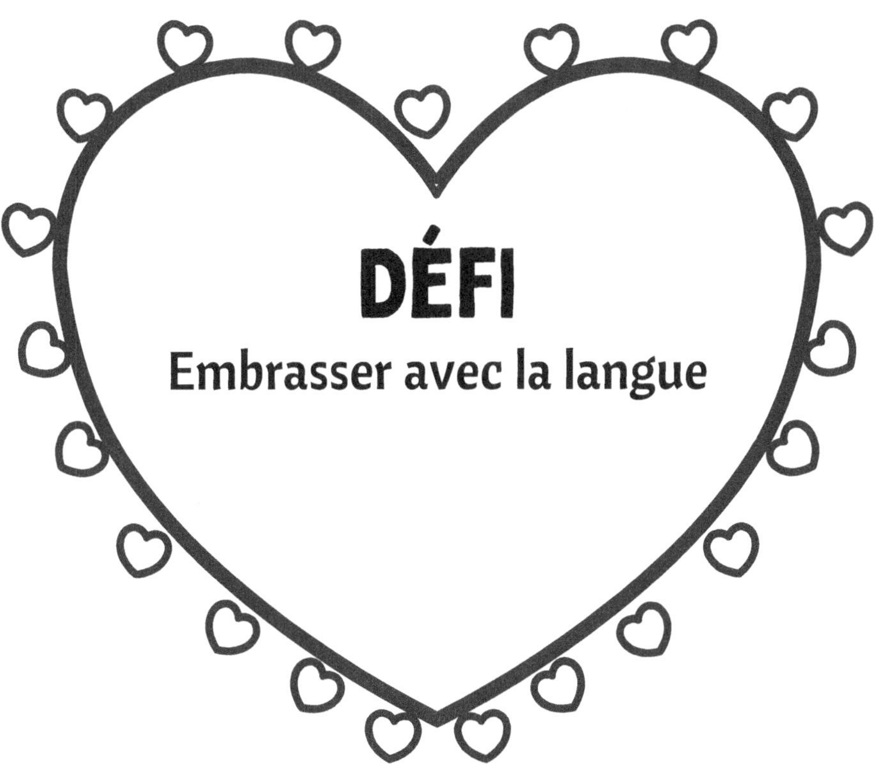

JOUR 24

8 février

DÉFI
Faites l'amour (tout simplement)

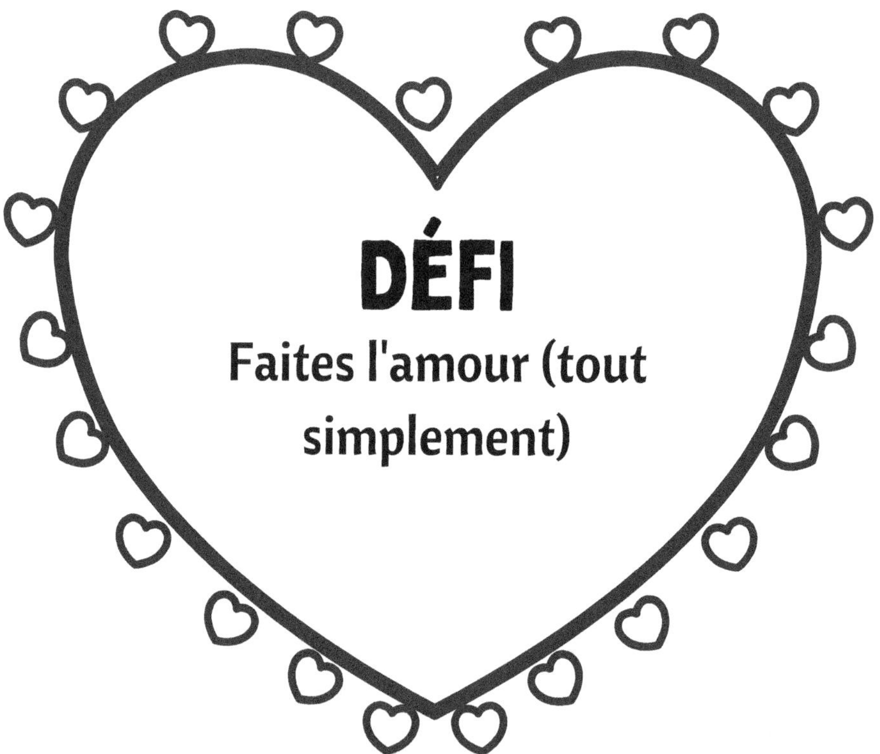

JOUR 25

9 février

DÉFI
Faire une promenade
romantique

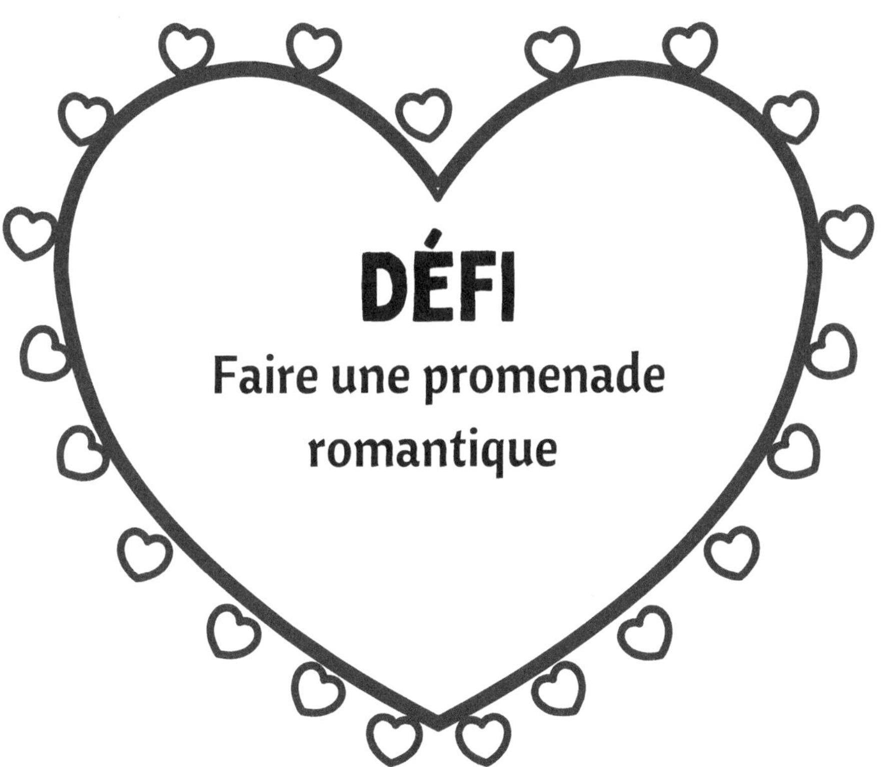

JOUR 26

10 février

DÉFI
S'offrir une bouteille de vin
(et l'utiliser le jour 30)

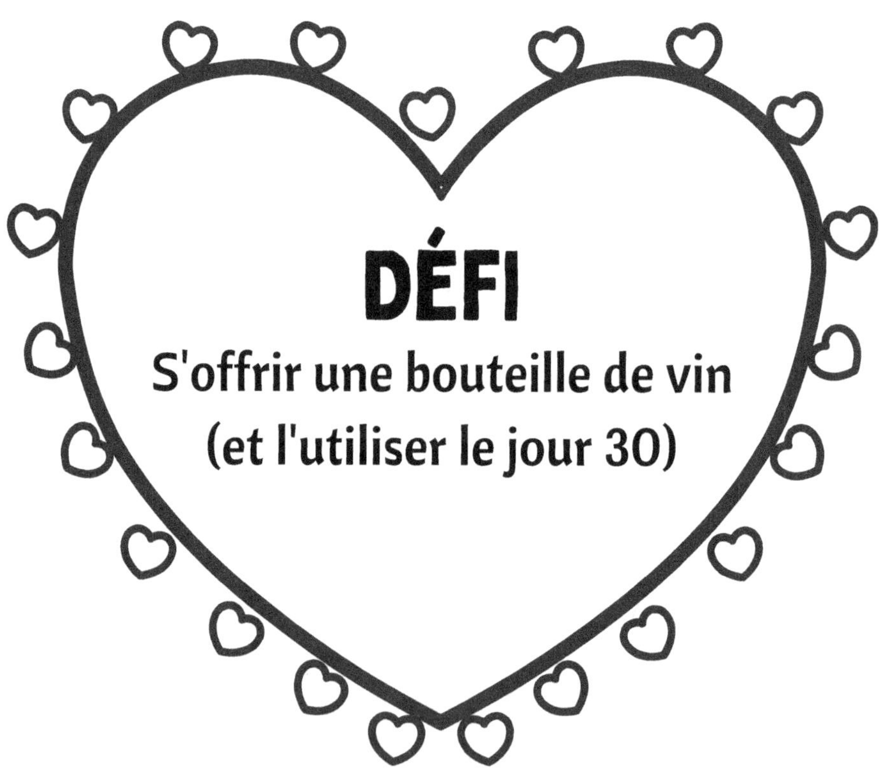

JOUR 27

11 février

DÉFI
Ne pas toucher son/sa
partenaire

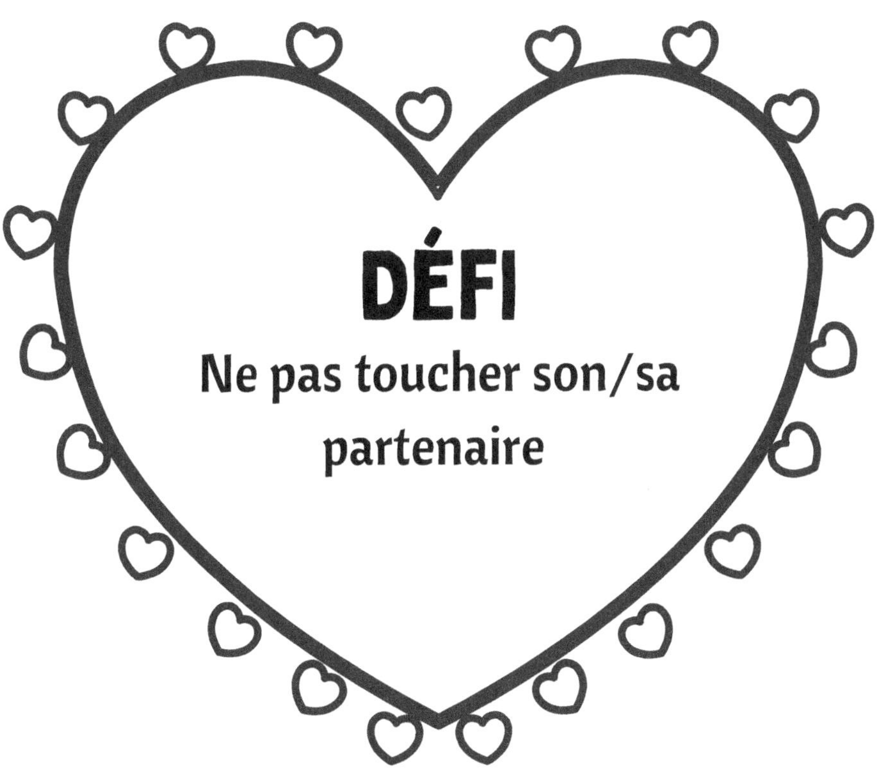

JOUR 28

12 février

DÉFI
Repos !! (car dans 2jours c'est
le jour-j !)

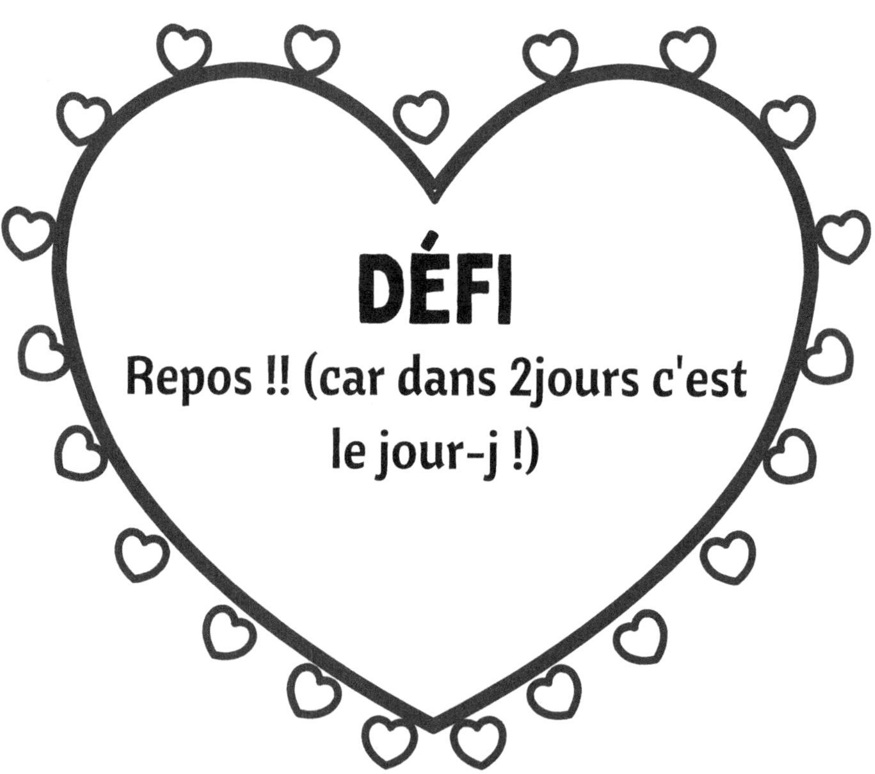

JOUR 29

13 février

DÉFI
Faire un poème d'amour

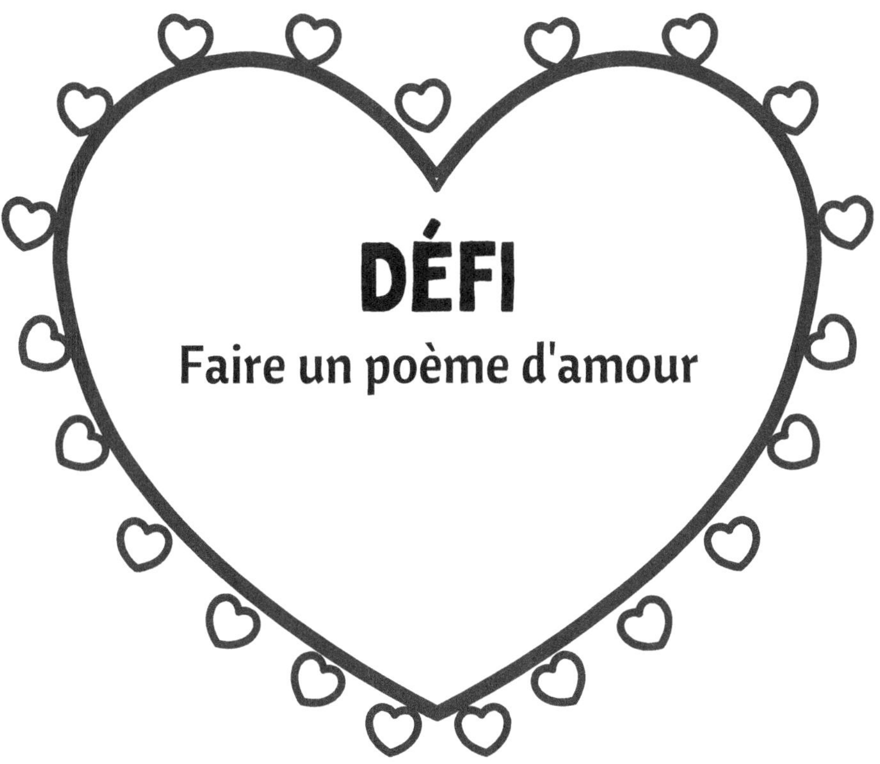

JOUR 30

14 février

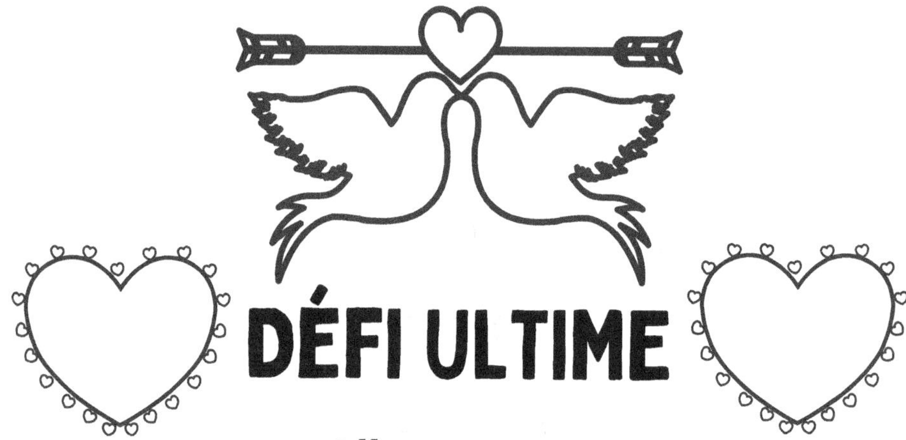

DÉFI ULTIME

- Aller au restau
- boire du vin en rentrant
- Utiliser du lubrifiant
- Faire l'amour dans la salle de bain et le salon
- Finir par un sexe oral très hot !

Et bien évidemment : Dire que vous êtes fait l'un pour l'autre !